DAS BUCH

GEHÖRT:
_____

NAME
_____

ADRESSE
_____

_____

TELEFON
_____

E-MAIL
_____

ALLGEMEINE NOTIZEN

TAGES PLANER

HEUTE IST:

.... | .... | ....

TERMINE

06:00 ....
07:00 ....
08:00 ....
09:00 ....
10:00 ....
11:00 ....
12:00 ....
13:00 ....
14:00 ....
15:00 ....
16:00 ....
17:00 ....
18:00 ....
19:00 ....
20:00 ....
21:00 ....
22:00 ....
23:00 ....
00:00 ....

HEUTIGE ZIELE

TO-DO LIST

NOTIZEN:

GLÄSER WASSER:
○ ○ ○ ○ ○ ○ ○ ○

MAHLZEITEN

FRÜHSTÜCK	MITTAGESSEN
ABENDESSEN	SNACK

TAGES PLANER

HEUTE IST:
.... | .... | ....

TERMINE

06:00 ....
07:00 ....
08:00 ....
09:00 ....
10:00 ....
11:00 ....
12:00 ....
13:00 ....
14:00 ....
15:00 ....
16:00 ....
17:00 ....
18:00 ....
19:00 ....
20:00 ....
21:00 ....
22:00 ....
23:00 ....
00:00 ....

HEUTIGE ZIELE

TO-DO LIST

NOTIZEN:

GLÄSER WASSER:
○ ○ ○ ○ ○ ○ ○

MAHLZEITEN

FRÜHSTÜCK	MITTAGESSEN
ABENDESSEN	SNACK

TAGES PLANER

HEUTE IST: .... | .... | ....

TERMINE

06:00 ....
07:00 ....
08:00 ....
09:00 ....
10:00 ....
11:00 ....
12:00 ....
13:00 ....
14:00 ....
15:00 ....
16:00 ....
17:00 ....
18:00 ....
19:00 ....
20:00 ....
21:00 ....
22:00 ....
23:00 ....
00:00 ....

HEUTIGE ZIELE

TO-DO LIST

NOTIZEN:

GLÄSER WASSER:
○ ○ ○ ○ ○ ○ ○

MAHLZEITEN

FRÜHSTÜCK	MITTAGESSEN
ABENDESSEN	SNACK

TAGES PLANER

HEUTE IST:
.... | .... | ....

TERMINE

06:00 ....
07:00 ....
08:00 ....
09:00 ....
10:00 ....
11:00 ....
12:00 ....
13:00 ....
14:00 ....
15:00 ....
16:00 ....
17:00 ....
18:00 ....
19:00 ....
20:00 ....
21:00 ....
22:00 ....
23:00 ....
00:00 ....

HEUTIGE ZIELE

TO-DO LIST

NOTIZEN:

GLÄSER WASSER:
○ ○ ○ ○ ○ ○ ○

MAHLZEITEN

FRÜHSTÜCK	MITTAGESSEN
ABENDESSEN	SNACK

TAGES PLANER

HEUTE IST:
.... | .... | ....

TERMINE

06:00 ....
07:00 ....
08:00 ....
09:00 ....
10:00 ....
11:00 ....
12:00 ....
13:00 ....
14:00 ....
15:00 ....
16:00 ....
17:00 ....
18:00 ....
19:00 ....
20:00 ....
21:00 ....
22:00 ....
23:00 ....
00:00 ....

HEUTIGE ZIELE

TO-DO LIST

NOTIZEN:

GLÄSER WASSER:
◯ ◯ ◯ ◯ ◯ ◯

MAHLZEITEN

FRÜHSTÜCK	MITTAGESSEN
ABENDESSEN	SNACK

TAGES PLANER

HEUTE IST: .... | .... | ....

TERMINE

- 06:00 ....
- 07:00 ....
- 08:00 ....
- 09:00 ....
- 10:00 ....
- 11:00 ....
- **12:00** ....
- 13:00 ....
- 14:00 ....
- 15:00 ....
- 16:00 ....
- 17:00 ....
- 18:00 ....
- 19:00 ....
- 20:00 ....
- 21:00 ....
- 22:00 ....
- 23:00 ....
- 00:00 ....

HEUTIGE ZIELE

TO-DO LIST

NOTIZEN:

GLÄSER WASSER:
○ ○ ○ ○ ○ ○ ○

MAHLZEITEN

FRÜHSTÜCK	MITTAGESSEN
ABENDESSEN	SNACK

TAGES PLANER

HEUTE IST:
.... | .... | ....

TERMINE

06:00 ....
07:00 ....
08:00 ....
09:00 ....
10:00 ....
11:00 ....
12:00 ....
13:00 ....
14:00 ....
15:00 ....
16:00 ....
17:00 ....
18:00 ....
19:00 ....
20:00 ....
21:00 ....
22:00 ....
23:00 ....
00:00 ....

HEUTIGE ZIELE

TO-DO LIST

NOTIZEN:

GLÄSER WASSER:
○ ○ ○ ○ ○ ○ ○

MAHLZEITEN

FRÜHSTÜCK	MITTAGESSEN
ABENDESSEN	SNACK

TAGES PLANER

HEUTE IST:

.... | .... | ....

TERMINE

06:00 ....
07:00 ....
08:00 ....
09:00 ....
10:00 ....
11:00 ....
12:00 ....
13:00 ....
14:00 ....
15:00 ....
16:00 ....
17:00 ....
18:00 ....
19:00 ....
20:00 ....
21:00 ....
22:00 ....
23:00 ....
00:00 ....

NOTIZEN:

GLÄSER WASSER:
○ ○ ○ ○ ○ ○ ○

HEUTIGE ZIELE

TO-DO LIST

MAHLZEITEN

FRÜHSTÜCK	MITTAGESSEN
ABENDESSEN	SNACK

TAGES PLANER

HEUTE IST:
.... | .... | ....

TERMINE

06:00 ....
07:00 ....
08:00 ....
09:00 ....
10:00 ....
11:00 ....
12:00 ....
13:00 ....
14:00 ....
15:00 ....
16:00 ....
17:00 ....
18:00 ....
19:00 ....
20:00 ....
21:00 ....
22:00 ....
23:00 ....
00:00 ....

HEUTIGE ZIELE

TO-DO LIST

NOTIZEN:

MAHLZEITEN

FRÜHSTÜCK	MITTAGESSEN
ABENDESSEN	SNACK

GLÄSER WASSER:
◯ ◯ ◯ ◯ ◯ ◯ ◯

TAGES PLANER

HEUTE IST:
.... | .... | ....

TERMINE

- **06:00** ....
- 07:00 ....
- 08:00 ....
- 09:00 ....
- 10:00 ....
- 11:00 ....
- **12:00** ....
- 13:00 ....
- 14:00 ....
- 15:00 ....
- 16:00 ....
- 17:00 ....
- 18:00 ....
- 19:00 ....
- 20:00 ....
- 21:00 ....
- 22:00 ....
- 23:00 ....
- **00:00** ....

HEUTIGE ZIELE

TO-DO LIST

MAHLZEITEN

FRÜHSTÜCK	MITTAGESSEN
ABENDESSEN	SNACK

NOTIZEN:

GLÄSER WASSER:
○ ○ ○ ○ ○ ○

TAGES PLANER

HEUTE IST:
.... | .... | ....

TERMINE

06:00 ....
07:00 ....
08:00 ....
09:00 ....
10:00 ....
11:00 ....
12:00 ....
13:00 ....
14:00 ....
15:00 ....
16:00 ....
17:00 ....
18:00 ....
19:00 ....
20:00 ....
21:00 ....
22:00 ....
23:00 ....
00:00 ....

HEUTIGE ZIELE

TO-DO LIST

NOTIZEN:

GLÄSER WASSER:
○ ○ ○ ○ ○ ○

MAHLZEITEN

FRÜHSTÜCK	MITTAGESSEN
ABENDESSEN	SNACK

TAGES PLANER

HEUTE IST:
.... | .... | ....

TERMINE

06:00 ....
07:00 ....
08:00 ....
09:00 ....
10:00 ....
11:00 ....
12:00 ....
13:00 ....
14:00 ....
15:00 ....
16:00 ....
17:00 ....
18:00 ....
19:00 ....
20:00 ....
21:00 ....
22:00 ....
23:00 ....
00:00 ....

NOTIZEN:

GLÄSER WASSER:
◯ ◯ ◯ ◯ ◯ ◯ ◯

HEUTIGE ZIELE

TO-DO LIST

MAHLZEITEN

FRÜHSTÜCK	MITTAGESSEN
ABENDESSEN	SNACK

TAGES PLANER

HEUTE IST:
.... | .... | ....

TERMINE

06:00 ....
07:00 ....
08:00 ....
09:00 ....
10:00 ....
11:00 ....
12:00 ....
13:00 ....
14:00 ....
15:00 ....
16:00 ....
17:00 ....
18:00 ....
19:00 ....
20:00 ....
21:00 ....
22:00 ....
23:00 ....
00:00 ....

HEUTIGE ZIELE

TO-DO LIST

NOTIZEN:

GLÄSER WASSER:
○ ○ ○ ○ ○ ○ ○ ○

MAHLZEITEN

FRÜHSTÜCK	MITTAGESSEN
ABENDESSEN	SNACK

TAGES PLANER

HEUTE IST:
.... | .... | ....

TERMINE

06:00 ....
07:00 ....
08:00 ....
09:00 ....
10:00 ....
11:00 ....
12:00 ....
13:00 ....
14:00 ....
15:00 ....
16:00 ....
17:00 ....
18:00 ....
19:00 ....
20:00 ....
21:00 ....
22:00 ....
23:00 ....
00:00 ....

HEUTIGE ZIELE

TO-DO LIST

NOTIZEN:
....
....
....

GLÄSER WASSER:
○ ○ ○ ○ ○ ○ ○

MAHLZEITEN

FRÜHSTÜCK	MITTAGESSEN
ABENDESSEN	SNACK

TAGES PLANER

HEUTE IST: .... | .... | ....

TERMINE

06:00 ....
07:00 ....
08:00 ....
09:00 ....
10:00 ....
11:00 ....
12:00 ....
13:00 ....
14:00 ....
15:00 ....
16:00 ....
17:00 ....
18:00 ....
19:00 ....
20:00 ....
21:00 ....
22:00 ....
23:00 ....
00:00 ....

HEUTIGE ZIELE

TO-DO LIST

NOTIZEN:

GLÄSER WASSER:
○ ○ ○ ○ ○ ○ ○

MAHLZEITEN

FRÜHSTÜCK	MITTAGESSEN
ABENDESSEN	SNACK

TAGES PLANER

HEUTE IST:
.... | .... | ....

TERMINE

06:00 ....
07:00 ....
08:00 ....
09:00 ....
10:00 ....
11:00 ....
12:00 ....
13:00 ....
14:00 ....
15:00 ....
16:00 ....
17:00 ....
18:00 ....
19:00 ....
20:00 ....
21:00 ....
22:00 ....
23:00 ....
00:00 ....

HEUTIGE ZIELE

TO-DO LIST

NOTIZEN:

GLÄSER WASSER:
○ ○ ○ ○ ○ ○ ○

MAHLZEITEN

FRÜHSTÜCK	MITTAGESSEN
ABENDESSEN	SNACK

TAGES PLANER

HEUTE IST:

TERMINE

06:00 ....
07:00 ....
08:00 ....
09:00 ....
10:00 ....
11:00 ....
12:00 ....
13:00 ....
14:00 ....
15:00 ....
16:00 ....
17:00 ....
18:00 ....
19:00 ....
20:00 ....
21:00 ....
22:00 ....
23:00 ....
00:00 ....

HEUTIGE ZIELE

TO-DO LIST

NOTIZEN:

GLÄSER WASSER:
○ ○ ○ ○ ○ ○ ○

MAHLZEITEN

FRÜHSTÜCK	MITTAGESSEN
ABENDESSEN	SNACK

TAGES PLANER

HEUTE IST:

.... | .... | ....

TERMINE

06:00 ....
07:00 ....
08:00 ....
09:00 ....
10:00 ....
11:00 ....
12:00 ....
13:00 ....
14:00 ....
15:00 ....
16:00 ....
17:00 ....
18:00 ....
19:00 ....
20:00 ....
21:00 ....
22:00 ....
23:00 ....
00:00 ....

NOTIZEN:

....
....
....

GLÄSER WASSER:

◯ ◯ ◯ ◯ ◯ ◯ ◯

HEUTIGE ZIELE

....
....
....
....
....

TO-DO LIST

....
....
....
....
....
....
....
....
....
....
....
....

MAHLZEITEN

FRÜHSTÜCK	MITTAGESSEN
ABENDESSEN	SNACK

TAGES PLANER

HEUTE IST:
.... | .... | ....

TERMINE

06:00 ....
07:00 ....
08:00 ....
09:00 ....
10:00 ....
11:00 ....
12:00 ....
13:00 ....
14:00 ....
15:00 ....
16:00 ....
17:00 ....
18:00 ....
19:00 ....
20:00 ....
21:00 ....
22:00 ....
23:00 ....
00:00 ....

NOTIZEN:
....
....
....

GLÄSER WASSER:
○ ○ ○ ○ ○ ○ ○ ○

HEUTIGE ZIELE

TO-DO LIST

MAHLZEITEN

FRÜHSTÜCK	MITTAGESSEN
ABENDESSEN	SNACK

TAGES PLANER

HEUTE IST:
.... | .... | ....

TERMINE

06:00 ....
07:00 ....
08:00 ....
09:00 ....
10:00 ....
11:00 ....
12:00 ....
13:00 ....
14:00 ....
15:00 ....
16:00 ....
17:00 ....
18:00 ....
19:00 ....
20:00 ....
21:00 ....
22:00 ....
23:00 ....
00:00 ....

HEUTIGE ZIELE

TO-DO LIST

NOTIZEN:

GLÄSER WASSER:
◯ ◯ ◯ ◯ ◯ ◯ ◯

MAHLZEITEN

FRÜHSTÜCK	MITTAGESSEN
ABENDESSEN	SNACK

TAGES PLANER

HEUTE IST:
.... | .... | ....

TERMINE

06:00 ....
07:00 ....
08:00 ....
09:00 ....
10:00 ....
11:00 ....
12:00 ....
13:00 ....
14:00 ....
15:00 ....
16:00 ....
17:00 ....
18:00 ....
19:00 ....
20:00 ....
21:00 ....
22:00 ....
23:00 ....
00:00 ....

HEUTIGE ZIELE

TO-DO LIST

NOTIZEN:

GLÄSER WASSER:
○ ○ ○ ○ ○ ○ ○

MAHLZEITEN

FRÜHSTÜCK	MITTAGESSEN
ABENDESSEN	SNACK

TAGES PLANER

HEUTE IST:

TERMINE

06:00 ....
07:00 ....
08:00 ....
09:00 ....
10:00 ....
11:00 ....
12:00 ....
13:00 ....
14:00 ....
15:00 ....
16:00 ....
17:00 ....
18:00 ....
19:00 ....
20:00 ....
21:00 ....
22:00 ....
23:00 ....
00:00 ....

HEUTIGE ZIELE

TO-DO LIST

NOTIZEN:

MAHLZEITEN	
FRÜHSTÜCK	MITTAGESSEN
ABENDESSEN	SNACK

GLÄSER WASSER:
○ ○ ○ ○ ○ ○ ○ ○

TAGES PLANER

HEUTE IST:
.... | .... | ....

TERMINE

06:00 ....
07:00 ....
08:00 ....
09:00 ....
10:00 ....
11:00 ....
12:00 ....
13:00 ....
14:00 ....
15:00 ....
16:00 ....
17:00 ....
18:00 ....
19:00 ....
20:00 ....
21:00 ....
22:00 ....
23:00 ....
00:00 ....

HEUTIGE ZIELE

TO-DO LIST

NOTIZEN:

GLÄSER WASSER:
○ ○ ○ ○ ○ ○ ○

MAHLZEITEN

FRÜHSTÜCK	MITTAGESSEN
ABENDESSEN	SNACK

TAGES PLANER

HEUTE IST:
.... | .... | ....

TERMINE

06:00 ....
07:00 ....
08:00 ....
09:00 ....
10:00 ....
11:00 ....
12:00 ....
13:00 ....
14:00 ....
15:00 ....
16:00 ....
17:00 ....
18:00 ....
19:00 ....
20:00 ....
21:00 ....
22:00 ....
23:00 ....
00:00 ....

HEUTIGE ZIELE

TO-DO LIST

NOTIZEN:

GLÄSER WASSER:
◯ ◯ ◯ ◯ ◯ ◯ ◯

MAHLZEITEN

FRÜHSTÜCK	MITTAGESSEN
ABENDESSEN	SNACK

TAGES PLANER

HEUTE IST:
.... | .... | ....

TERMINE

06:00 ....
07:00 ....
08:00 ....
09:00 ....
10:00 ....
11:00 ....
12:00 ....
13:00 ....
14:00 ....
15:00 ....
16:00 ....
17:00 ....
18:00 ....
19:00 ....
20:00 ....
21:00 ....
22:00 ....
23:00 ....
00:00 ....

HEUTIGE ZIELE

TO-DO LIST

NOTIZEN:

GLÄSER WASSER:
◯ ◯ ◯ ◯ ◯ ◯ ◯ ◯

MAHLZEITEN

FRÜHSTÜCK	MITTAGESSEN
ABENDESSEN	SNACK

TAGES PLANER

HEUTE IST:
.... | .... | ....

TERMINE

06:00 ....
07:00 ....
08:00 ....
09:00 ....
10:00 ....
11:00 ....
12:00 ....
13:00 ....
14:00 ....
15:00 ....
16:00 ....
17:00 ....
18:00 ....
19:00 ....
20:00 ....
21:00 ....
22:00 ....
23:00 ....
00:00 ....

HEUTIGE ZIELE

TO-DO LIST

NOTIZEN:

GLÄSER WASSER:
◯ ◯ ◯ ◯ ◯ ◯ ◯

MAHLZEITEN

FRÜHSTÜCK	MITTAGESSEN
ABENDESSEN	SNACK

TAGES PLANER

HEUTE IST:
.... | .... | ....

TERMINE

06:00 ....
07:00 ....
08:00 ....
09:00 ....
10:00 ....
11:00 ....
12:00 ....
13:00 ....
14:00 ....
15:00 ....
16:00 ....
17:00 ....
18:00 ....
19:00 ....
20:00 ....
21:00 ....
22:00 ....
23:00 ....
00:00 ....

HEUTIGE ZIELE

TO-DO LIST

NOTIZEN:

GLÄSER WASSER:
○ ○ ○ ○ ○ ○ ○

MAHLZEITEN

FRÜHSTÜCK	MITTAGESSEN
ABENDESSEN	SNACK

TAGES PLANER

HEUTE IST:

TERMINE

06:00 ....
07:00 ....
08:00 ....
09:00 ....
10:00 ....
11:00 ....
12:00 ....
13:00 ....
14:00 ....
15:00 ....
16:00 ....
17:00 ....
18:00 ....
19:00 ....
20:00 ....
21:00 ....
22:00 ....
23:00 ....
00:00 ....

HEUTIGE ZIELE

TO-DO LIST

NOTIZEN:

GLÄSER WASSER:
◯ ◯ ◯ ◯ ◯ ◯ ◯

MAHLZEITEN

FRÜHSTÜCK	MITTAGESSEN
ABENDESSEN	SNACK

TAGES PLANER

HEUTE IST:
.... | .... | ....

TERMINE

06:00 ....
07:00 ....
08:00 ....
09:00 ....
10:00 ....
11:00 ....
12:00 ....
13:00 ....
14:00 ....
15:00 ....
16:00 ....
17:00 ....
18:00 ....
19:00 ....
20:00 ....
21:00 ....
22:00 ....
23:00 ....
00:00 ....

HEUTIGE ZIELE

TO-DO LIST

MAHLZEITEN

FRÜHSTÜCK	MITTAGESSEN
ABENDESSEN	SNACK

NOTIZEN:

GLÄSER WASSER:
○ ○ ○ ○ ○ ○

TAGES PLANER

HEUTE IST:

.... | .... | ....

TERMINE

06:00 ....
07:00 ....
08:00 ....
09:00 ....
10:00 ....
11:00 ....
12:00 ....
13:00 ....
14:00 ....
15:00 ....
16:00 ....
17:00 ....
18:00 ....
19:00 ....
20:00 ....
21:00 ....
22:00 ....
23:00 ....
00:00 ....

HEUTIGE ZIELE

TO-DO LIST

NOTIZEN:

GLÄSER WASSER:
○ ○ ○ ○ ○ ○ ○

MAHLZEITEN

FRÜHSTÜCK	MITTAGESSEN
ABENDESSEN	SNACK

TAGES PLANER

HEUTE IST:
.... | .... | ....

TERMINE

06:00 ....
07:00 ....
08:00 ....
09:00 ....
10:00 ....
11:00 ....
12:00 ....
13:00 ....
14:00 ....
15:00 ....
16:00 ....
17:00 ....
18:00 ....
19:00 ....
20:00 ....
21:00 ....
22:00 ....
23:00 ....
00:00 ....

HEUTIGE ZIELE

TO-DO LIST

NOTIZEN:

GLÄSER WASSER:
○ ○ ○ ○ ○ ○ ○

MAHLZEITEN

FRÜHSTÜCK	MITTAGESSEN
ABENDESSEN	SNACK

TAGES PLANER

HEUTE IST:

TERMINE

06:00
07:00
08:00
09:00
10:00
11:00
12:00
13:00
14:00
15:00
16:00
17:00
18:00
19:00
20:00
21:00
22:00
23:00
00:00

HEUTIGE ZIELE

TO-DO LIST

NOTIZEN:

GLÄSER WASSER:
○ ○ ○ ○ ○ ○ ○

MAHLZEITEN

FRÜHSTÜCK	MITTAGESSEN
ABENDESSEN	SNACK

TAGES PLANER

HEUTE IST: .... | .... | ....

TERMINE

06:00 ....
07:00 ....
08:00 ....
09:00 ....
10:00 ....
11:00 ....
12:00 ....
13:00 ....
14:00 ....
15:00 ....
16:00 ....
17:00 ....
18:00 ....
19:00 ....
20:00 ....
21:00 ....
22:00 ....
23:00 ....
00:00 ....

HEUTIGE ZIELE

TO-DO LIST

NOTIZEN:

GLÄSER WASSER:
○ ○ ○ ○ ○ ○ ○

MAHLZEITEN

FRÜHSTÜCK	MITTAGESSEN
ABENDESSEN	SNACK

TAGES PLANER

HEUTE IST: .... | .... | ....

TERMINE

06:00 ....
07:00 ....
08:00 ....
09:00 ....
10:00 ....
11:00 ....
12:00 ....
13:00 ....
14:00 ....
15:00 ....
16:00 ....
17:00 ....
18:00 ....
19:00 ....
20:00 ....
21:00 ....
22:00 ....
23:00 ....
00:00 ....

HEUTIGE ZIELE

TO-DO LIST

NOTIZEN:

GLÄSER WASSER:
○ ○ ○ ○ ○ ○ ○ ○

MAHLZEITEN

FRÜHSTÜCK	MITTAGESSEN
ABENDESSEN	SNACK

TAGES PLANER

HEUTE IST:

TERMINE

06:00
07:00
08:00
09:00
10:00
11:00
12:00
13:00
14:00
15:00
16:00
17:00
18:00
19:00
20:00
21:00
22:00
23:00
00:00

NOTIZEN:

GLÄSER WASSER:
○ ○ ○ ○ ○ ○ ○

HEUTIGE ZIELE

TO-DO LIST

MAHLZEITEN

FRÜHSTÜCK	MITTAGESSEN
ABENDESSEN	SNACK

TAGES PLANER

HEUTE IST:

TERMINE

06:00
07:00
08:00
09:00
10:00
11:00
12:00
13:00
14:00
15:00
16:00
17:00
18:00
19:00
20:00
21:00
22:00
23:00
00:00

HEUTIGE ZIELE

TO-DO LIST

NOTIZEN:

GLÄSER WASSER:
○ ○ ○ ○ ○ ○ ○

MAHLZEITEN

FRÜHSTÜCK	MITTAGESSEN
ABENDESSEN	SNACK

TAGES PLANER

HEUTE IST: .... | .... | ....

TERMINE

06:00 ....
07:00 ....
08:00 ....
09:00 ....
10:00 ....
11:00 ....
12:00 ....
13:00 ....
14:00 ....
15:00 ....
16:00 ....
17:00 ....
18:00 ....
19:00 ....
20:00 ....
21:00 ....
22:00 ....
23:00 ....
00:00 ....

HEUTIGE ZIELE

TO-DO LIST

NOTIZEN:

GLÄSER WASSER:
◯ ◯ ◯ ◯ ◯ ◯ ◯

MAHLZEITEN

FRÜHSTÜCK	MITTAGESSEN
ABENDESSEN	SNACK

TAGES PLANER

HEUTE IST: .... | .... | ....

TERMINE

06:00 ....
07:00 ....
08:00 ....
09:00 ....
10:00 ....
11:00 ....
12:00 ....
13:00 ....
14:00 ....
15:00 ....
16:00 ....
17:00 ....
18:00 ....
19:00 ....
20:00 ....
21:00 ....
22:00 ....
23:00 ....
00:00 ....

HEUTIGE ZIELE

TO-DO LIST

NOTIZEN:

GLÄSER WASSER:
○ ○ ○ ○ ○ ○ ○

MAHLZEITEN

FRÜHSTÜCK	MITTAGESSEN
ABENDESSEN	SNACK

TAGES PLANER

HEUTE IST:

.... | .... | ....

TERMINE

06:00 ....
07:00 ....
08:00 ....
09:00 ....
10:00 ....
11:00 ....
12:00 ....
13:00 ....
14:00 ....
15:00 ....
16:00 ....
17:00 ....
18:00 ....
19:00 ....
20:00 ....
21:00 ....
22:00 ....
23:00 ....
00:00 ....

NOTIZEN:

GLÄSER WASSER:

○ ○ ○ ○ ○ ○ ○

HEUTIGE ZIELE

TO-DO LIST

MAHLZEITEN

FRÜHSTÜCK	MITTAGESSEN
ABENDESSEN	SNACK

TAGES PLANER

HEUTE IST:

TERMINE

06:00 ....
07:00 ....
08:00 ....
09:00 ....
10:00 ....
11:00 ....
12:00 ....
13:00 ....
14:00 ....
15:00 ....
16:00 ....
17:00 ....
18:00 ....
19:00 ....
20:00 ....
21:00 ....
22:00 ....
23:00 ....
00:00 ....

NOTIZEN:

GLÄSER WASSER:
○ ○ ○ ○ ○ ○ ○

HEUTIGE ZIELE

TO-DO LIST

MAHLZEITEN

FRÜHSTÜCK	MITTAGESSEN
ABENDESSEN	SNACK

TAGES PLANER

HEUTE IST:

TERMINE

06:00
07:00
08:00
09:00
10:00
11:00
12:00
13:00
14:00
15:00
16:00
17:00
18:00
19:00
20:00
21:00
22:00
23:00
00:00

HEUTIGE ZIELE

TO-DO LIST

NOTIZEN:

GLÄSER WASSER:
○ ○ ○ ○ ○ ○ ○ ○

MAHLZEITEN

FRÜHSTÜCK	MITTAGESSEN
ABENDESSEN	SNACK

TAGES PLANER

HEUTE IST: .... | .... | ....

TERMINE

06:00 ....
07:00 ....
08:00 ....
09:00 ....
10:00 ....
11:00 ....
12:00 ....
13:00 ....
14:00 ....
15:00 ....
16:00 ....
17:00 ....
18:00 ....
19:00 ....
20:00 ....
21:00 ....
22:00 ....
23:00 ....
00:00 ....

HEUTIGE ZIELE

TO-DO LIST

NOTIZEN:

GLÄSER WASSER:
◯ ◯ ◯ ◯ ◯ ◯

MAHLZEITEN

FRÜHSTÜCK	MITTAGESSEN
ABENDESSEN	SNACK

TAGES PLANER

HEUTE IST:

TERMINE

06:00
07:00
08:00
09:00
10:00
11:00
12:00
13:00
14:00
15:00
16:00
17:00
18:00
19:00
20:00
21:00
22:00
23:00
00:00

NOTIZEN:

GLÄSER WASSER:
◯◯◯◯◯◯◯◯

HEUTIGE ZIELE

TO-DO LIST

MAHLZEITEN

FRÜHSTÜCK	MITTAGESSEN
ABENDESSEN	SNACK

TAGES PLANER

HEUTE IST:
.... | .... | ....

TERMINE

06:00 ....
07:00 ....
08:00 ....
09:00 ....
10:00 ....
11:00 ....
12:00 ....
13:00 ....
14:00 ....
15:00 ....
16:00 ....
17:00 ....
18:00 ....
19:00 ....
20:00 ....
21:00 ....
22:00 ....
23:00 ....
00:00 ....

HEUTIGE ZIELE

TO-DO LIST

NOTIZEN:

GLÄSER WASSER:
◯ ◯ ◯ ◯ ◯ ◯ ◯

MAHLZEITEN

FRÜHSTÜCK	MITTAGESSEN
ABENDESSEN	SNACK

TAGES PLANER

HEUTE IST:
.... | .... | ....

TERMINE

06:00 ....
07:00 ....
08:00 ....
09:00 ....
10:00 ....
11:00 ....
12:00 ....
13:00 ....
14:00 ....
15:00 ....
16:00 ....
17:00 ....
18:00 ....
19:00 ....
20:00 ....
21:00 ....
22:00 ....
23:00 ....
00:00 ....

HEUTIGE ZIELE

_____
_____
_____
_____
_____
_____

TO-DO LIST

_____
_____
_____
_____
_____
_____
_____
_____
_____
_____
_____
_____
_____
_____

NOTIZEN:
_____
_____
_____
_____

GLÄSER WASSER:
◯ ◯ ◯ ◯ ◯ ◯ ◯

MAHLZEITEN

FRÜHSTÜCK	MITTAGESSEN
ABENDESSEN	SNACK

TAGES PLANER

HEUTE IST:
.... | .... | ....

TERMINE

06:00 ....
07:00 ....
08:00 ....
09:00 ....
10:00 ....
11:00 ....
12:00 ....
13:00 ....
14:00 ....
15:00 ....
16:00 ....
17:00 ....
18:00 ....
19:00 ....
20:00 ....
21:00 ....
22:00 ....
23:00 ....
00:00 ....

HEUTIGE ZIELE

TO-DO LIST

NOTIZEN:

GLÄSER WASSER:
◯ ◯ ◯ ◯ ◯ ◯ ◯

MAHLZEITEN

FRÜHSTÜCK	MITTAGESSEN
ABENDESSEN	SNACK

TAGES PLANER

HEUTE IST:
.... | .... | ....

TERMINE

06:00 ....
07:00 ....
08:00 ....
09:00 ....
10:00 ....
11:00 ....
12:00 ....
13:00 ....
14:00 ....
15:00 ....
16:00 ....
17:00 ....
18:00 ....
19:00 ....
20:00 ....
21:00 ....
22:00 ....
23:00 ....
00:00 ....

HEUTIGE ZIELE

TO-DO LIST

NOTIZEN:

GLÄSER WASSER:
○ ○ ○ ○ ○ ○ ○

MAHLZEITEN

FRÜHSTÜCK	MITTAGESSEN
ABENDESSEN	SNACK

TAGES PLANER

HEUTE IST:
.... | .... | ....

TERMINE

06:00 ....
07:00 ....
08:00 ....
09:00 ....
10:00 ....
11:00 ....
12:00 ....
13:00 ....
14:00 ....
15:00 ....
16:00 ....
17:00 ....
18:00 ....
19:00 ....
20:00 ....
21:00 ....
22:00 ....
23:00 ....
00:00 ....

HEUTIGE ZIELE

TO-DO LIST

NOTIZEN:

GLÄSER WASSER:
◯ ◯ ◯ ◯ ◯ ◯ ◯

MAHLZEITEN

FRÜHSTÜCK	MITTAGESSEN
ABENDESSEN	SNACK

TAGES PLANER

HEUTE IST:
.... | .... | ....

TERMINE

06:00 ....
07:00 ....
08:00 ....
09:00 ....
10:00 ....
11:00 ....
12:00 ....
13:00 ....
14:00 ....
15:00 ....
16:00 ....
17:00 ....
18:00 ....
19:00 ....
20:00 ....
21:00 ....
22:00 ....
23:00 ....
00:00 ....

HEUTIGE ZIELE

TO-DO LIST

NOTIZEN:

GLÄSER WASSER:
◯ ◯ ◯ ◯ ◯ ◯ ◯ ◯

MAHLZEITEN

FRÜHSTÜCK	MITTAGESSEN
ABENDESSEN	SNACK

TAGES PLANER

HEUTE IST:

.... | .... | ....

TERMINE

06:00 ....
07:00 ....
08:00 ....
09:00 ....
10:00 ....
11:00 ....
12:00 ....
13:00 ....
14:00 ....
15:00 ....
16:00 ....
17:00 ....
18:00 ....
19:00 ....
20:00 ....
21:00 ....
22:00 ....
23:00 ....
00:00 ....

HEUTIGE ZIELE

TO-DO LIST

NOTIZEN:

GLÄSER WASSER:
◯ ◯ ◯ ◯ ◯ ◯ ◯ ◯

MAHLZEITEN

FRÜHSTÜCK	MITTAGESSEN
ABENDESSEN	SNACK

TAGES PLANER

HEUTE IST:
.... | .... | ....

TERMINE

06:00 ....
07:00 ....
08:00 ....
09:00 ....
10:00 ....
11:00 ....
12:00 ....
13:00 ....
14:00 ....
15:00 ....
16:00 ....
17:00 ....
18:00 ....
19:00 ....
20:00 ....
21:00 ....
22:00 ....
23:00 ....
00:00 ....

HEUTIGE ZIELE

TO-DO LIST

NOTIZEN:

GLÄSER WASSER:
○ ○ ○ ○ ○ ○ ○ ○

MAHLZEITEN

FRÜHSTÜCK	MITTAGESSEN
ABENDESSEN	SNACK

TAGES PLANER

HEUTE IST:

TERMINE

- **06:00** ....
- 07:00 ....
- 08:00 ....
- 09:00 ....
- 10:00 ....
- 11:00 ....
- **12:00** ....
- 13:00 ....
- 14:00 ....
- 15:00 ....
- 16:00 ....
- 17:00 ....
- 18:00 ....
- 19:00 ....
- 20:00 ....
- 21:00 ....
- 22:00 ....
- 23:00 ....
- **00:00** ....

HEUTIGE ZIELE

TO-DO LIST

NOTIZEN:

GLÄSER WASSER:
○ ○ ○ ○ ○ ○ ○ ○

MAHLZEITEN

FRÜHSTÜCK	MITTAGESSEN
ABENDESSEN	SNACK

TAGES PLANER

HEUTE IST:
.... | .... | ....

TERMINE

06:00 ....
07:00 ....
08:00 ....
09:00 ....
10:00 ....
11:00 ....
12:00 ....
13:00 ....
14:00 ....
15:00 ....
16:00 ....
17:00 ....
18:00 ....
19:00 ....
20:00 ....
21:00 ....
22:00 ....
23:00 ....
00:00 ....

NOTIZEN:

GLÄSER WASSER:
◯ ◯ ◯ ◯ ◯ ◯ ◯

HEUTIGE ZIELE

TO-DO LIST

MAHLZEITEN

FRÜHSTÜCK	MITTAGESSEN
ABENDESSEN	SNACK

TAGES PLANER

HEUTE IST: .... | .... | ....

TERMINE

06:00 ....
07:00 ....
08:00 ....
09:00 ....
10:00 ....
11:00 ....
12:00 ....
13:00 ....
14:00 ....
15:00 ....
16:00 ....
17:00 ....
18:00 ....
19:00 ....
20:00 ....
21:00 ....
22:00 ....
23:00 ....
00:00 ....

HEUTIGE ZIELE

TO-DO LIST

NOTIZEN:

GLÄSER WASSER:
○ ○ ○ ○ ○ ○ ○

MAHLZEITEN

FRÜHSTÜCK	MITTAGESSEN
ABENDESSEN	SNACK

TAGES PLANER

HEUTE IST:
.... | .... | ....

TERMINE

06:00 ....
07:00 ....
08:00 ....
09:00 ....
10:00 ....
11:00 ....
12:00 ....
13:00 ....
14:00 ....
15:00 ....
16:00 ....
17:00 ....
18:00 ....
19:00 ....
20:00 ....
21:00 ....
22:00 ....
23:00 ....
00:00 ....

HEUTIGE ZIELE

TO-DO LIST

NOTIZEN:

GLÄSER WASSER:
○ ○ ○ ○ ○ ○ ○

MAHLZEITEN

FRÜHSTÜCK	MITTAGESSEN
ABENDESSEN	SNACK

TAGES PLANER

HEUTE IST:
.... | .... | ....

TERMINE

06:00 ....
07:00 ....
08:00 ....
09:00 ....
10:00 ....
11:00 ....
12:00 ....
13:00 ....
14:00 ....
15:00 ....
16:00 ....
17:00 ....
18:00 ....
19:00 ....
20:00 ....
21:00 ....
22:00 ....
23:00 ....
00:00 ....

HEUTIGE ZIELE

TO-DO LIST

NOTIZEN:

GLÄSER WASSER:
○ ○ ○ ○ ○ ○ ○ ○

MAHLZEITEN

FRÜHSTÜCK	MITTAGESSEN
ABENDESSEN	SNACK

TAGES PLANER

HEUTE IST:
.... | .... | ....

TERMINE

06:00 ....
07:00 ....
08:00 ....
09:00 ....
10:00 ....
11:00 ....
12:00 ....
13:00 ....
14:00 ....
15:00 ....
16:00 ....
17:00 ....
18:00 ....
19:00 ....
20:00 ....
21:00 ....
22:00 ....
23:00 ....
00:00 ....

HEUTIGE ZIELE

TO-DO LIST

NOTIZEN:

GLÄSER WASSER:
○ ○ ○ ○ ○ ○ ○

MAHLZEITEN

FRÜHSTÜCK	MITTAGESSEN
ABENDESSEN	SNACK

TAGES PLANER

HEUTE IST:
.... | .... | ....

TERMINE

06:00 ....
07:00 ....
08:00 ....
09:00 ....
10:00 ....
11:00 ....
12:00 ....
13:00 ....
14:00 ....
15:00 ....
16:00 ....
17:00 ....
18:00 ....
19:00 ....
20:00 ....
21:00 ....
22:00 ....
23:00 ....
00:00 ....

HEUTIGE ZIELE

TO-DO LIST

NOTIZEN:

GLÄSER WASSER:
○ ○ ○ ○ ○ ○ ○

MAHLZEITEN

FRÜHSTÜCK	MITTAGESSEN
ABENDESSEN	SNACK

TAGES PLANER

HEUTE IST:
.... | .... | ....

TERMINE

06:00 ....
07:00 ....
08:00 ....
09:00 ....
10:00 ....
11:00 ....
12:00 ....
13:00 ....
14:00 ....
15:00 ....
16:00 ....
17:00 ....
18:00 ....
19:00 ....
20:00 ....
21:00 ....
22:00 ....
23:00 ....
00:00 ....

HEUTIGE ZIELE

....
....
....
....
....

TO-DO LIST

....
....
....
....
....
....
....
....
....
....
....
....
....
....

NOTIZEN:
....
....
....

GLÄSER WASSER:
○ ○ ○ ○ ○ ○ ○

MAHLZEITEN

FRÜHSTÜCK	MITTAGESSEN
ABENDESSEN	SNACK

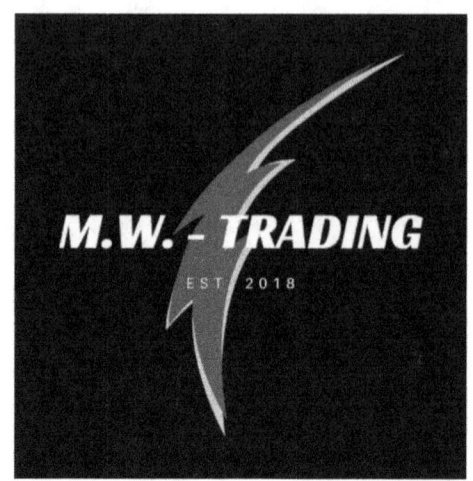

unabhängig veröffentlicht

Impressum:

M.W.-Trading

(Inh. Marc Werner)

Mühlenstr. 20

D-53332 Bornheim

Copyright © 2019 M.W.-Trading
Alle Rechte vorbehalten.

www.ingramcontent.com/pod-product-compliance
Lightning Source LLC
Chambersburg PA
CBHW060856220526
45466CB00003B/1395

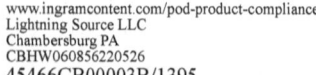